DES BAINS DE MER

DE LA TREMBLADE

DES

BAINS DE MER

DE

LA TREMBLADE

(CHARENTE-INFÉRIEURE)

PAR LE Dr BROCHARD

Chevalier de la Légion d'honneur,
Médecin de l'Hôtel-Dieu et de la Prison de Nogent-le-Rotrou,
Médecin des Épidémies,
Secrétaire du Conseil d'hygiène de l'arrondissement,
Membre de plusieurs Sociétés savantes françaises et étrangères.

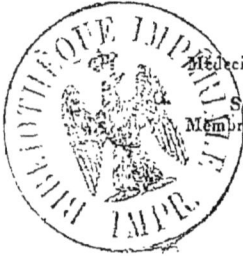

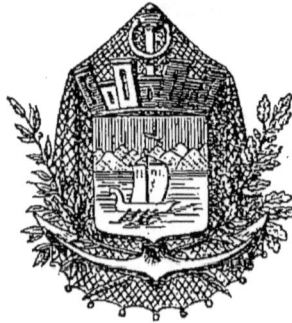

PARIS

J.-B. BAILLIÈRE ET FILS,

LIBRAIRES DE L'ACADÉMIE IMPÉRIALE DE MÉDECINE
rue Hautefeuille, 19

1862

AVANT-PROPOS

———◦———

Des raisons de santé m'ayant déterminé, l'été dernier, à conduire sur les bords de l'Océan deux jeunes baigneurs qui m'étaient chers à bien des titres, j'ai visité quelques-unes de nos plages de l'Ouest, examinant avec attention et sans idées préconçues leurs avantages, leurs inconvénients, observant avec un soin tout particulier les effets des bains de mer, effets, du reste, qui m'étaient connus depuis ma jeunesse.

Les sollicitations pressantes d'un vieil ami d'enfance me conduisirent à La Tremblade. Après Royan, que je venais de quitter, c'était le désert. A ma grande surprise, je trouvai là une plage magnifique, un climat exceptionnel. Au lieu d'y rester peu de jours, comme j'en avais d'abord formé le projet, j'y demeurai longtemps, passant toutes mes journées sur le bord de la mer, consacrant mes loisirs à étudier la topographie du pays, comparant entre eux l'effet des bains de mer pris à La Tremblade et celui des mêmes bains pris sur les autres plages, étudiant en même temps l'effet de ces bains sur les étrangers qui se trouvaient là avec moi.

C'est le résultat de ces observations que je soumets aujourd'hui au jugement du public et surtout au jugement du corps médical. Mes confrères peuvent donc être certains que toutes les assertions, tous les faits renfermés dans cette notice ont été examinés avec le plus grand soin, avec l'exactitude la plus scrupuleuse. Mon but, en publiant ces quelques lignes, est de faire connaître à toutes les personnes qui vont chercher sur les bords de la mer une guérison ou un soulagement à leurs maux, et qui veulent y trouver, en même temps, le repos et la tranquillité, une plage admirable, une localité à proximité de tous, dont le climat est sain et chaud, une localité, en un mot, dans laquelle elles trouveront réunies des conditions hygiéniques et climatériques, que les baigneurs, bien souvent, vont chercher au loin et toujours d'une manière coûteuse.

Les personnes naturellement faibles, celles dont la constitution aura été momentanément affaiblie par un motif quelconque, toutes celles enfin qui auront besoin de respirer l'air chaud et réparateur du bord de la mer, pourront se rendre sur cette plage, assurées qu'elles seront d'en éprouver un bien-être certain. Dans cette classe de malades si nombreuse, si intéressante, se trouvent beaucoup d'enfants fatigués par la croissance, la plupart des femmes du monde épuisées par les veilles, par le séjour des grandes villes, et un grand nombre d'hommes de cabinet. Car si le travail et l'étude sont deux amis qui ne trompent jamais et sur lesquels on peut toujours compter, il faut bien reconnaître qu'ils fatiguent quelquefois ceux-là mêmes qui les aiment avec passion.

Que tous ces malades aillent pleins de confiance sur le bord de la mer, ils y trouveront un remède à leurs maux. Qu'ils sachent que l'atmosphère maritime est, par ses propriétés vivifiantes, par les principes salutaires qui la composent, une mère qui guérit bien souvent les maladies que l'on a contractées loin d'elle; qu'ils n'oublient jamais que c'est une amie bienfaisante qui appelle vers elle tous ceux qui souffrent, qui leur tend sans cesse une main secourable et qui leur procure toujours du soulagement.

Nogent-le-Rotrou, 15 Juin 1862.

.

DES BAINS DE MER

DE LA TREMBLADE

CHAPITRE I.

— ◦⊙◦ —

CONSIDÉRATIONS GÉNÉRALES SUR LES BAINS DE MER. — IMPORTANCE
DU CHOIX DE LA PLAGE. — LES COTES ET LEURS PLAGES ONT
TOUJOURS UNE MÊME COMPOSITION GÉOLOGIQUE. — PLAGES
VASEUSES. — PLAGES DE GALETS. — PLAGES SABLONNEUSES. —
ARCACHON. — ROYAN. — LA ROCHELLE.

> Envisagés sous les points de vue hygiénique
> et thérapeutique, les plages et les lieux, ainsi
> que les différents fonds sur lesquels vient battre
> la mer, doivent avoir une influence marquée sur
> la composition de l'eau et sur l'effet des bains.
>
> LE COEUR (de Caen), *Des Bains de mer.*

Le nombre toujours croissant des voies de communi-
cation, la facilité, la rapidité avec lesquelles on exécute
maintenant des voyages autrefois difficiles, ont, depuis
quelques années, rendu les bains de mer d'un usage
général. Cet état de choses, qui semblait d'abord ne devoir
procurer que des avantages, n'a pas tardé à devenir une
source d'abus, je dirai même une source de dangers.

Beaucoup de personnes vont aujourd'hui aux bains de mer comme elles vont à la promenade, sans se préoccuper de savoir si ces bains conviennent ou non à leur constitution, sans demander à leur médecin si ces bains leur sont ou ne leur sont pas salutaires.

Le désir de s'amuser, un besoin incessant de distractions toujours nouvelles sont, bien souvent, les seules raisons que l'on allègue pour s'y rendre. Les motifs les plus futiles, des relations de voisinage, des relations de société suffisent même pour déterminer le choix que l'on fait de telle ou telle côte, de telle ou telle plage, et l'on voit les baigneurs insoucieux aller indifféremment à Biarritz, à Royan ou à Dieppe, comme si ces bains, si différents entre eux par la nature de la plage et par le climat, jouissaient des mêmes propriétés. Il n'y a pas de médecin qui, chaque année, ne puisse voir dans sa clientèle des faits déplorables être la conséquence de cette manière d'agir.

Les bains de mer constituent un agent thérapeutique beaucoup trop énergique pour qu'on laisse le malade seul libre d'en régler l'emploi. Un si grand nombre de personnes y ont eu recours et ont pu en apprécier elles-mêmes les résultats, qu'il n'est plus permis aujourd'hui de nier leur efficacité. Que l'on répète encore que l'amour du plaisir, la curiosité, le besoin de changer d'air, conduisent seuls les malades sur le bord de la mer, c'est là un sophisme qui tombe de lui-même et que l'expérience médicale réfute victorieusement. Sans doute les distractions, les amusements qu'on rencontre sur le bord de la mer exercent sur l'organisme une grande influence, ont suffi même quelquefois pour faire disparaître un état maladif qui durait depuis longtemps. Mais, en dehors de cette influence morale, influence que je suis le premier à reconnaître, on ne peut nier que les bains de mer ne constituent par eux-mêmes un moyen thérapeutique puissant dont l'application faite avec prudence et persévérance a produit et produit encore chaque jour des effets remarquables dans une foule d'affections, dans une foule de maladies.

Comme tous les bains minéraux, les bains de mer ont une action réelle, certaine, dont on ne s'est pas assez préoccupé, et dont, je crois, on ne s'est pas servi jusqu'à ce jour aussi souvent qu'on aurait pu le faire. Leur action, tout aussi sûre que celle des autres eaux minérales, est beaucoup plus étendue. Ces bains, en effet, ont des propriétés aussi complexes que variées, car si l'eau de mer exerce sur la peau une action stimulante et tonique, l'atmosphère de la mer exerce une action non moins vive, non moins stimulante sur la muqueuse pulmonaire et sur les fonctions digestives. Le changement de lieu, les effets du voyage, le spectacle de la mer, spectacle si imposant pour celui qui n'en a jamais joui, la modification du régime alimentaire, l'exercice que l'on prend dans un pays nouveau, dans des conditions d'existence tout-à-fait nouvelles, tout concourt sur le bord de l'Océan pour agir sur l'organisation d'une manière toujours puissante, toujours salutaire.

Il est donc peu d'agents thérapeutiques qui soient doués d'une action aussi énergique, aussi efficace que les bains de mer; mais en raison même de cette efficacité, il ne faut pas en user sans précaution, sans distinction aucune, et il ne faut pas croire surtout que l'on puisse se plonger dans la mer toujours avec avantage ou même impunément pour le plus petit dérangement de sa santé. Ce serait une erreur qui pourrait avoir les conséquences les plus funestes.

Presque tous les bains de mer ont une action différente, spéciale; ils sont loin, par conséquent, de pouvoir être placés sur la même ligne, non-seulement sous le rapport de leur efficacité, mais encore sous le rapport des effets qu'ils produisent. Lorsque le médecin prescrit l'usage de ces bains, il doit donc toujours prendre en sérieuse considération le climat, l'exposition et la nature de la plage sur laquelle il envoie son malade, conditions qui peuvent varier selon l'âge, selon la constitution de ce malade, et aussi selon la nature des accidents que l'on voudra combattre. C'est ce précepte si sage que le Dr Le Cœur a formulé ainsi : « Je crois qu'envisagés sous » les points de vue hygiénique et thérapeutique, les » plages et les lieux, ainsi que les différents fonds sur » lesquels vient battre la mer, doivent avoir une influence » marquée sur la composition de l'eau et sur l'effet des » bains; et je pense que le médecin devrait prendre en » considération ces différentes distinctions dans la pres- » cription des bains de mer, selon le tempéramment, » la constitution, l'idiosyncrasie des malades, et la nature » des accidents que l'on veut combattre (1). » Il me paraît impossible de partager à cet égard la manière de voir de mon savant Confrère, le Dr Constantin James, qui exprime une opinion tout-à-fait opposée : « C'est au » malade de choisir la plage qui est le plus à sa con- » venance et, sous ce rapport, je ne vois aucun inconvénient » à se laisser un peu guider par la mode (2). »

Pour moi, comme pour beaucoup de médecins, le choix de la plage a une très grande importance. En effet, sur

(1) *Des Bains de mer*. Vol. 1, pag. 41.
(2) *Guide aux Eaux minérales*. Pag. 516.

toutes les côtes, il existe une corrélation nécessaire entre la nature de la plage et celle du sol qui forme le littoral. C'est un fait que l'étude de la géologie a suffisamment démontré et en faveur duquel cette science apporte chaque jour des preuves irrécusables.

Si donc une côte est boisée, verdoyante, bien cultivée, la plage contiendra de la terre végétale; le sable, par conséquent, sera mêlé de vase; l'eau, dissolvant une partie de cette terre, sera trouble et s'échauffera difficilement. L'air de la plage lui-même, imprégné des miasmes qui s'exhalent des matières végétales en décomposition ne sera pas toujours très-pur. Lorsque la côte est formée de rochers, de falaises escarpées, la plage, sauf quelques exceptions toujours rares, toujours partielles, est formée de galets ou de grosses pierres qui peuvent blesser les pieds des baigneurs et qui déterminent des inégalités de terrains lesquelles ne deviennent que trop souvent funestes aux baigneurs inexpérimentés. Sur ces plages, l'eau est beaucoup moins chaude; il est impossible, en outre, à cause du fond rocailleux, d'y prendre pendant le bain l'exercice salutaire auquel on peut se livrer ailleurs avec tant de sécurité, et qui constitue cependant une partie si essentielle des bains de mer. Lorsqu'une côte au contraire est aride, exclusivement formée de sable et de débris de coquilles, sans mélange d'aucun autre élément, la plage ne contient qu'un sable léger qui s'échauffe facilement aux rayons du soleil, sur lequel la mer monte doucement, sans que rien ne trouble sa pureté, et au contact duquel elle acquiert une température relativement plus élevée.

Sur les plages exclusivement sablonneuses, éloignées de tout centre d'habitation, éloignées de l'embouchure d'un fleuve, l'eau non-seulement est plus chaude, plus pure, plus limpide, plus riche en principes salins que partout ailleurs, mais l'air lui-même, incessamment renouvelé par la brise du large, est aussi beaucoup plus pur, beaucoup plus salubre. Sur ces plages, le baigneur sera en outre soumis tout le jour à l'action bienfaisante du soleil dont les effets, déjà si salutaires, seront encore augmentés par la réverbération du sable fin et brillant sur lequel il marchera constamment. Il est donc de toute évidence que les bains de mer, pris sur une plage exclusivement sablonneuse, bien exposée, auront beaucoup plus d'action, seront beaucoup plus toniques que lorsqu'ils seront pris sur une plage d'une autre nature.

Il est arrivé bien souvent que, faute d'avoir égard à ces considérations qui sont pourtant de la plus haute importance, les malades n'ont pas retiré de l'emploi des bains de mer tous les avantages qu'ils auraient dû en éprouver. On ne doit donc jamais oublier l'importance qu'a la nature de la plage dans l'action thérapeutique des bains de mer. Ces bains, en effet, pris dans le Nord de la France, près de l'embouchure de l'un de ces nombreux cours d'eau douce qui se jettent dans la Manche, sur un sable plus ou moins vaseux ou sur des galets, sont bien loin de produire le même effet que lorsqu'ils sont pris sur les côtes de l'Ouest, dans l'Océan même et sur une plage exclusivement sablonneuse. Là où les premiers n'auront apporté aucune amélioration, là où ils auront même fait du mal, les derniers feront le plus grand bien. C'est en faisant cette distinction si sage et si simple tout à la fois, distinction que la mode est bien loin de toujours faire, que la plupart des malades seront assurés, en allant aux bains de mer, de retrouver dans les flots de l'Océan et dans l'air salubre et vivifiant de la côte, les forces, le repos, la santé qu'ils ont perdus.

Je me rappellerai toujours que revenant, il y a quelques années, vers la fin du mois de septembre, de visiter la Hollande, je m'arrêtai à Ostende. Malgré le temps froid et brumeux, beaucoup de personnes prenaient des bains. La marée n'était pas très-haute à ce moment et je me promenais sur la plage. Je voyais des femmes et des enfants en grand nombre parmi les baigneurs, sortir de l'eau, pâles, frissonnants, et se hâter de regagner leurs cabanes un peu éloignées de la mer. Des bains pris dans de telles conditions et sans soleil, pouvaient-ils produire d'heureux effets sur des femmes débiles et sur de jeunes enfants? Je ne le pense pas.

Quand on va aux bains de mer uniquement pour son plaisir, on peut, sans la moindre hésitation, choisir Biarritz, Dieppe ou Trouville; le résultat désiré sera toujours obtenu. Mais si l'on y va pour sa santé, il n'en saurait plus être ainsi, et le choix de telle ou telle côte mérite alors la plus grave, la plus sérieuse attention.

Lorsque les personnes qui habitent les contrées un peu humides du centre de la France, veulent retirer de l'emploi des bains de mer tous les avantages possibles, il faut nécessairement qu'elles les prennent dans des conditions climatériques différentes de celles au milieu desquelles elles vivent ordinairement; il faut donc qu'elles aillent demander aux plages sablonneuses de l'Océan une chaleur bienfaisante qu'elles ne pourraient trouver sur les côtes souvent froides de la Manche. Biarritz, Arcachon, Royan, La Rochelle, les Sables-d'Olonne se présentent alors à leur choix, mais ces établissements, tous heureusement et agréablement situés sont loin de leur offrir des avantages identiques.

Tout le monde ne peut pas aller à Biarritz ou à Arcachon, à cause de la distance. Arcachon d'ailleurs ne répond pas à la réputation qu'on a voulu lui donner depuis quelques années. Si les bains d'Arcachon ont pour eux leur plage sablonneuse et leur climat brûlant, on est obligé de reconnaître que les vagues de l'Océan ne viennent pas directement battre la plage.

Royan est plus rapproché, mais ses bains qui se trouvent à l'embouchure de la Gironde et non sur l'Océan contiennent autant d'eau douce que d'eau salée. Le port dans lequel on se baigne offre d'ailleurs un inconvénient immense : il reçoit les égoûts de la ville. Aussi la plupart des baigneurs vont-ils maintenant à Pontaillac, petite crique sablonneuse parfaitement exposée, à un ou deux kilomètres de Royan. Cette plage, sur laquelle la mer est belle, est très commode; mais renfermée dans un demi-cercle de rochers et un peu étroite, elle offre par cela même à une légère distance du bord des courants qui ne sont pas sans dangers pour les baigneurs trop hardis. La foule qui se porte à l'envi depuis quelques années à Royan, le grand nombre d'étrangers que le bateau à vapeur de Bordeaux y amène chaque jour, y rendent la vie chère et difficile. Royan a les inconvénients de la grande ville sans offrir en même temps aux étrangers les agréments de la campagne, agréments que l'on doit cependant toujours rechercher lorsqu'on va aux bains de mer pour sa santé, surtout lorsqu'on y conduit des enfants.

Il y a peu de promenades sur cette partie de la côte du département de la Charente-Inférieure, entièrement formée de terrain crétacé. En revanche, il y a un Casino dans lequel on s'amuse beaucoup et dans lequel on donne même des bals d'enfants. Le coup-d'œil qu'offrent ces

fêtes est charmant; mais le médecin peut-il ne pas gémir
en voyant ces petits êtres pâles, étiolés, emprisonnés dans
des vêtements qui compriment leurs muscles et gênent
leurs mouvements, goûter le plaisir de la danse au milieu
de l'atmosphère viciée d'un salon, au lieu de respirer
l'air pur de la plage, libres de toute contrainte. Quel
avantage des enfants lymphatiques ou des enfants fatigués
par la croissance, peuvent-ils retirer des bains de mer
pris dans de semblables conditions et avec de tels écarts
de régime?

J'avoue que Royan est un séjour charmant. On y trouve
réunis tous les plaisirs, toutes les distractions possibles ;
mais, aux yeux du médecin, il manque et il manquera
toujours aux bains de Royan l'eau de l'Océan, l'air salé
du bord de la mer, les dunes et ces forêts de pins qui
imprègnent l'air de principes résineux si agréables et si
salutaires en même temps.

Je dirai la même chose des bains de mer de La Rochelle.
Quelle que soit l'affection que je porte à ma ville natale,
quel que soit le bonheur que j'éprouve lorsque je revois
ses murs, je dois reconnaître que sa plage vaseuse et
remplie de galets n'a rien d'agréable pour les pieds des
baigneurs. La mer y est belle, mais cette plage artificielle,
ces espèces de piscines construites à grands frais, entourées
de cordes qu'il ne faut pas franchir, ne peuvent offrir
aucun agrément, aucune sécurité aux personnes qui ne
savent pas nager.

La Rochelle est une ville charmante où les concerts,
les soirées, les bals, les régates prennent tout le temps
que les baigneurs devraient consacrer à leur santé. L'établissement des bains, lorsque la mer est pleine, est
merveilleusement situé, merveilleusement approprié pour

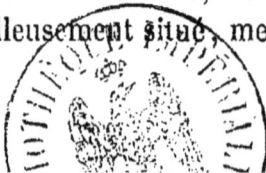

2

tous ces genres de plaisirs et de spectacles. Malheureusement, les baigneurs, les baigneuses surtout, y trouvent de trop nombreuses occasions d'oublier et de violer, au détriment de leur propre santé, toutes les lois de l'hygiène et de la prudence qui sont cependant si utiles, si nécessaires aux bains de mer.

CHAPITRE II.

—⁕—

Les considérations succinctes auxquelles je viens de me livrer, prouvent l'importance que j'attache à l'action des bains de mer, et démontrent en même temps que l'action thérapeutique de ces mêmes bains peut être plus ou moins grande, suivant les lieux. Je crois donc rendre service aux médecins et surtout aux malades, en leur indiquant une plage peu éloignée du centre de la France, sur laquelle ils rencontreront la plupart des avantages qu'ils étaient obligés, jusqu'à ce jour, d'aller chercher à Biarritz ou à Arcachon.

Dans le département de la Charente-Inférieure, sur l'Océan, entre Royan et La Rochelle, en face de l'ile

d'Oléron, il existe une plage sablonneuse, admirable,
avec laquelle la plage des Sables d'Olonne, seule, peut
rivaliser, c'est la plage de La Tremblade.

Par son étendue, par sa beauté, par la sûreté qu'elle
offre aux baigneurs, même aux enfants, et aussi par la
disposition topographique de ses environs, cette plage
réunit tout ce que le malade le plus soucieux de sa santé,
tout ce que le médecin le plus exigeant peuvent désirer
sous le double rapport de l'agrément, de l'hygiène et de
la salubrité. Elle a la forme d'un demi-cercle de dix à
douze kilomètres de longueur, et s'étend depuis le bras
de mer que l'on appelle la Seudre jusqu'au pertuis de
Maumusson. Le coup d'œil dont on jouit au centre de cette
plage, à l'endroit même où se prennent les bains, est de
toute beauté.

En face, à l'extrémité Sud de l'île d'Oléron, apparaît
comme un point blanc le charmant village de Saint-Trojan,
pittoresquement encadré dans un bois de sapins dont le
pied semble baigner dans la mer. A droite et en pleine
mer, on distingue dans le lointain le fort du Chapus, le
fort Boyard et les remparts de l'île d'Aix ; à gauche,
à huit kilomètres à peu près, les vagues écumeuses du
pertuis de Maumusson, et plus loin, tout-à-fait à l'horizon, les voiles blanches des vaisseaux qui sillonnent
cette partie si fréquentée de l'Océan.

Cette plage immense, largement ouverte du côté du
midi, est bordée en arrière par un double ou un triple
rang de dunes plantées de pins maritimes qui la rendent
très-chaude en la garantissant des vents du Nord et des
vents d'Est et de Nord-Est. Je n'ai pas besoin de faire
remarquer l'importance de cette disposition topographique. Toutes les personnes qui habitent le bord de la

mer savent combien le vent d'Est est, sur la côte, désagréable à certaines constitutions. Les Anglais, qui nous
ont devancés de beaucoup dans l'usage des bains de mer,
ont même un vieux dicton qui signale ainsi ses inconvénients :

> The wind in the East
> Is good for neither man, nor beast.

Connue seulement des marins, des pêcheurs et des
habitants de la localité, qui allaient souvent y prendre
des bains ou y faire des parties de plaisir, cette plage était
naguère encore tout-à-fait déserte. Elle est maintenant
couverte de cabanes de baigneurs. Sous la direction intelligente d'hommes actifs, dévoués aux intérêts de leur
pays, des constructions s'y sont rapidement élevées. Un
chalet, une ferme, quelques pavillons, permettent aux
baigneurs de passer toute la journée sur la côte, de s'y
loger même s'ils le désirent. Ils trouvent là toutes les
choses nécessaires à la vie.

La plage des bains est peu éloignée de La Tremblade.
C'est une course que l'on peut aisément faire à pied,
même avec des enfants. La route est belle, ombragée, et
constitue une charmante promenade. Des voitures, qui
partent à chaque instant de La Tremblade et de la plage,
permettent, du reste, aux baigneurs de franchir cette distance en quelques minutes.

Située sur cette partie du littoral qui formait autrefois
la presqu'île d'Arvert, chef-lieu de canton de l'arrondissement de Marennes, séparée de cette dernière ville par
un bras de mer que l'on traverse en un quart d'heure, La
Tremblade a 3,000 habitants. C'est une petite ville très-
propre, et quand on voit ses maisons basses, uniformé-

ment et régulièrement blanchies à la chaux, aux toits peu inclinés, couverts de lourdes tuiles qui brillent au soleil, on se rappelle involontairement ces jolis et frais villages de la Hollande qui font l'admiration de tous les voyageurs.

Tout le côté Ouest de la presqu'île d'Arvert est couvert de dunes plantées de sapins. Sur ce sable autrefois mouvant, bouleversé à chaque instant par les tempêtes, s'élève aujourd'hui une forêt de pins magnifiques qui sépare les terres arables de la mer et qui les protége en même temps contre l'envahissement des flots, preuve vivante et majestueuse du pouvoir et du génie de l'homme.

Le climat de La Tremblade, très-sain, est relativement plus chaud que dans les autres parties du département, ce qui s'explique aisément par la nature sablonneuse du sol. (1)

L'air y est pur; les plantations dont j'ai parlé tout-à-l'heure contribuent beaucoup à cet heureux résultat.

Le sol est fertile; il produit du blé, du maïs et des légumes excellents. Les vignes, qui en couvrent une grande partie, fournissent un vin blanc recherché.

La population de La Tremblade est bonne, intelligente, aimant le travail; aussi paraît-elle heureuse. Elle est éminemment religieuse, comme le sont ordinairement les

(1) Le respectable ecclésiastique qui occupe la cure de La Tremblade depuis quarante-deux ans, vieillard aussi remarquable par l'aménité de son caractère que par l'instruction qui le distingue, m'a dit n'avoir jamais vu, même dans les hivers les plus rigoureux, la neige demeurer plus d'un jour sur la terre.

Si je ne craignais de blesser la modestie de ce prêtre si aimé, si vénéré dans toute la contrée, frère de deux magistrats dont l'un a longtemps brillé à la tête du parquet de Paris et dont l'autre remplit encore aujourd'hui une des fonctions les plus importantes de la magistrature parisienne, je dirais qu'on se rappelle, en le voyant, que Fénelon est venu prêcher la religion catholique à La Tremblade, après la révocation de l'Édit de Nantes.

populations maritimes, habituées à affronter le danger
avec hardiesse, sans témérité et sans effroi, parce qu'elles
ont confiance dans la Providence.

La mer et les productions du sol fournissent largement
à ses besoins. Beaucoup d'habitants trouvent, en outre,
dans la pêche des moyens d'existence aussi sûrs que
lucratifs. Les ressources alimentaires sont abondantes à
La Tremblade et la vie n'y est pas chère, double question
qui n'est pas à dédaigner pour les étrangers. Le marché,
qui se tient tous les jours, est parfaitement approvisionné.
On y trouve surtout du poisson et des coquillages excellents, des fruits délicieux.

Quoique La Tremblade soit située sur un point extrême
du littoral, cette petite ville est, par de nombreuses voitures, en relations directes et journalières avec Marennes,
Rochefort, Saintes, Cognac, Royan, Poitiers et Angou-
lème. Elle possède également une station télégraphique.

Parmi toutes les raisons qui assurent un grand avenir
aux bains de mer de La Tremblade, je mettrai en première
ligne la beauté de la plage et la sécurité qu'elle offre aux
baigneurs les plus inexpérimentés, aux enfants eux-
mêmes, qui peuvent essayer à nager, ou courir dans l'eau
en toute sûreté, comme ils le feraient sur le parquet le
plus uni, sans qu'il existe pour eux l'ombre d'un danger.

Je ne connais pas, en outre, de localité située sur le
bord de l'Océan, et à proximité du centre de la France,
qui réunisse des conditions hygiéniques et climatériques
aussi bonnes que La Tremblade. Son climat, en effet, est
semblable à celui de l'île d'Oléron, « plus doux et moins
» variable que dans l'intérieur du département, en raison
» du voisinage de la mer qui tend à élever la température
» et à la rendre plus uniforme. Les étés y sont plus chauds

» que sur les autres points du département. La moyenne
» de la température y est de 0°, 5 seulement moins élevée
» qu'à Bordeaux. » ([1])

La chaleur relative qui caractérise le climat de cette
partie du littoral du département de la Charente-Inférieure, a, depuis longtemps, frappé les observateurs.
Dans un extrait sommaire des observations météorologiques
faites à La Rochelle pendant 17 ans (de 1777 à 1793), par
MM. Seignette et Fleuriau-Bellevue, je trouve les remar-
ques suivantes : « Sur cette partie du littoral (canton de
» La Tremblade), l'été est plus chaud qu'il ne semblerait
» devoir l'être d'après sa position géographique. Le froid
» est moins intense que dans les contrées circonvoisines,
» et il est dans un rapport qui ne se trouve pas propor-
» tionné à leur éloignement. Il neige peu, et la neige
» fond ordinairement aussitôt qu'elle est tombée.

» La température moyenne de l'île d'Oléron (observée
» pendant trois années seulement) a été de 11°, 7; celle de
» Bordeaux est de 11°, 1; celle de La Rochelle, 9°, 5. » ([2])

Ces faits ont une importance thérapeutique immense.
En effet, le régime que l'on suit aux bains de mer, les
conditions hygiéniques dans lesquelles on se trouve placé,
ou dans lesquelles on se place volontairement pendant
toute une saison, favorisent, augmentent ou détruisent
entièrement l'action salutaire de ces bains. C'est dire que
l'on doit vivre sur le bord de la mer uniquement pour sa
santé, usant largement, mais sagement tout à la fois, de

(1) Description physique, géologique et minéralurgique du département de la Charente-Inférieure, par Wᵐ Manès, ingénieur en chef
des mines, in-8°, 1853, pages 37-38.
(2) Annuaire historique et statistique du département de la
Charente-Inférieure, pour l'an 1814, pages 77-81.

ces modificateurs hygiéniques qui ont une si grande influence sur notre économie : l'air pur et salubre, l'alimentation, l'exercice, le sommeil. Il ne faut jamais oublier que sans ces modificateurs, si puissants près de l'Océan, les bains de mer, toujours excitants, ne produisent aucun effet, font souvent même beaucoup de mal.

Je ne puis résister au plaisir de transcrire ici la description qu'a faite des dunes de La Tremblade le savant ingénieur que j'ai déjà cité. J'ai été heureux de voir la géologie confirmer et expliquer un fait qui m'avait vivement frappé pendant mes promenades sur le bord de la mer : je veux parler de l'élévation de la température du sable qui forme les dunes et la plage. Ce fait est important aux yeux du médecin par les ressources qu'il lui offre. En effet, en courant sur ce sable couvert de fleurs odorantes et qui stimule la peau par les principes salins dont il est chargé, en gravissant et en descendant les dunes dans lesquelles ils entrent quelquefois jusqu'à mi-jambes, les enfants et les personnes valétudinaires prennent, sans y penser, des bains de sable qui ne leur sont pas moins salutaires que les bains de mer.

Voici comment s'exprime M. Manès : « La hauteur des » dunes varie en général de 12 à 70 mètres. Les plus » hautes sont ordinairement celles du centre. Elles affectent » des pentes douces du côté de l'Océan, rapides du côté » des terres. Les sables dont elles sont formées paraissent » être de même nature que le sable sous-marin des Landes, » remanié et purifié ; ce sont des sables quartzeux et de la » plus grande ténuité, mélangés de fort peu de mica. » Leur sol, d'un blanc jaunâtre, est généralement sec » et nu. Les dunes, dès qu'on est parvenu à fixer leur » surface inconstante, peuvent donner lieu à une végé-

» tation·vigoureuse. Les racines des plantes s'y enfoncent,
» en effet, avec facilité et vont chercher une éternelle
» humidité à une certaine profondeur, tandis que la
» réverbération qui a lieu à la surface *y produit une*
» *grande chaleur.* On trouve aussi sur ces dunes des pro-
» ductions de pays beaucoup plus chauds que les régions
» environnantes, comme les Cystes et la Bruyère arbo-
» rescente. » (¹)

La carte géologique du département de la Charente-
Inférieure qui accompagne cet ouvrage est excessivement
curieuse. Elle montre quelle est l'étendue de ce terrain
sablonneux qui forme la côte et la forêt d'Arvert, les
dunes et la plage de La Tremblade. Ce terrain commence à
Saint-Palais, là où finit le *terrain crétacé sur lequel se*
trouve la côte crayeuse de Royan, et s'étend jusqu'à
l'extrémité Sud de l'île d'Oléron, dont la pointe Sud-Ouest
est encore formée de sable et de dunes. Ces dunes, si on
ne les arrête, menacent même de faire disparaître le village
de Saint-Trojan comme elles ont déjà fait disparaître
l'ancien bourg et son église, qui sont aujourd'hui entièrement ensevelis sous le sable. A l'exception de cette pointe,
l'île d'Oléron est formée de terrain jurassique; toute sa
côte Sud-Ouest est bordée de rochers affreux qui commencent immédiatement après la petite plage dont je viens
de parler.

Ce terrain sablonneux, si chaud, si salubre en même
temps, n'a pas moins de 40 kilomètres de longueur; sa
largeur est souvent de 6 à 12 kilomètres. Je le demande à
tous les médecins, et surtout à tous les médecins hygiénistes : y a-t-il, à proximité du centre de la France et sur

(1) Wᵐ Manès, ouvr. cité, p. 195.

le bord même de l'Océan, une seule autre masse de sable
dont le volume soit comparable à celui des dunes d'Arvert
et de La Tremblade, et dont la température relative ou
climatérique soit aussi élevée, aussi remarquable?

Si le baigneur veut se faire une idée exacte de l'immensité de ce terrain sablonneux, il peut, en se promenant
tantôt dans les dunes, tantôt sur le rivage, aller de la
plage des bains sur la côte d'Arvert, jouir du spectacle
magnifique qu'offre le pertuis de Maumusson, ce passage
si redouté des marins et que les plus expérimentés d'entre
eux n'osent traverser que dans de rares circonstances. On
est tout surpris, lorsque le temps est calme et que la mer
est tranquille à l'horizon, de se trouver là en présence de
vagues déchaînées qui soulèvent à la fois des montagnes
de sable et des torrents d'écume. Tout autour de soi, aussi
loin que la vue peut s'étendre, on n'aperçoit qu'une plage
aride, immense, silencieuse comme le désert, sur laquelle
se détache de distance en distance la silhouette noire
d'une balise, cette sauvegarde du navigateur. Au pied de
ces flots furieux, sous ces flots eux-mêmes lorsqu'ils se
retirent, là où l'on croyait voir un abîme ou d'énormes
rochers, on est étonné de ne trouver qu'un sable uni sur
lequel on peut impunément marcher. Ces vagues, d'une
hauteur et d'une longueur immenses, se succédant sans
interruption de l'île d'Oléron à la côte, semblables à
d'énormes sillons creusés par la tempête, roulent avec un
bruit horrible, tantôt dans le même sens, tantôt en sens
contraire, se heurtent avec fracas, blanchissantes d'écume,
puis viennent en mugissant se briser sur le sable (1).

_____

(1) Ce phénomène est le résultat des courants sous-marins formés
par la Gironde et par la Seudre qui rencontrent l'Océan, entre

Ce spectacle est tellement imposant, tellement majestueux, qu'on resterait des heures entières à le contempler.

La côte d'Arvert, éloignée de toute habitation, sans verdure, sans végétation, que des dunes élevées seules bornent au loin du côté de la terre, n'offre à la vue qu'une plaine immense de sable d'un aspect effrayant, tant sont grands le silence et la solitude qui y règnent. Aussi l'appelle-t-on la Côte Sauvage. Les dangers que les marins courent lorsqu'ils sont jetés sur cette plage inhospitalière lui ont mérité ce nom. A chaque tempête elle change d'aspect, et ce sable qui est si fin, si beau, si uni lorsque la mer est calme et l'atmosphère tranquille, mais que le vent et les flots soulèvent en tourbillons énormes dès que la tempête éclate, a plus d'une fois englouti puis recouvert pour toujours un navire désemparé et son malheureux équipage.

Lorsque les baigneurs voudront éviter les rayons brûlants du soleil et faire cependant des promenades profitables à leur santé, ils pourront parcourir les dunes aujourd'hui transformées en bois touffus dans lesquels les pins maritimes répandent une odeur aussi suave que salutaire.

A La Tremblade, ils n'auront que quelques pas à faire pour visiter les parcs à huîtres. Ils pourront, s'ils le veulent, savourer en se promenant ces belles huîtres vertes dont l'éducation constitue la principale industrie du pays et qui, sous le nom d'huîtres de Marennes, sont l'objet d'un commerce important.

Tous les ans, vers la fin du mois de septembre, une flotille de bateaux pêcheurs apporte sur la côte des

l'extrémité Sud de l'île d'Oléron et le continent. Ces courants, par leur choc en sens contraire, donnent naissance à des lames de fond.

quantités immenses de petites huîtres dont le diamètre varie de 2 à 3 centimètres. On les dépose immédiatement dans des viviers construits en mer, mais préservés de l'action trop forte des vagues par des digues en pierres sèches. L'emplacement de ces viviers a été calculé de manière à ce qu'ils ne sont découverts qu'à l'époque des grandes marées (1). C'est alors un charmant spectacle que de voir les pêcheurs, leurs femmes et leurs enfants se hâter de profiter de ces quelques heures que la nature leur accorde chaque mois pour visiter les huîtres, les nettoyer, les débarrasser des herbes et des autres corps étrangers qui ont pu s'y attacher. Lorsque les huîtres ont acquis un certain développement, elles sont transportées dans d'autres réservoirs appelés parcs (claires dans le langage du pays), situés près de la Seudre, au milieu même des marais salants. C'est là qu'elles grandissent et qu'elles prennent cette couleur verte si recherchée des gourmets, qui dépend uniquement de la nature du terrain dans lequel le parc est creusé. Placées ensuite dans d'autres réservoirs qui se trouvent dans des conditions différentes d'eau et de lumière, où elles sont visitées et nettoyées chaque jour, elles arrivent à leur dernier degré de développement et acquièrent enfin ce goût fin et délicieux apprécié de tous.

Près des parcs à huîtres sont les marais salants que tout le monde visitera avec plaisir. Il y aura là non-seulement un objet intéressant d'études, cela constituera encore une promenade utile à la santé. Des chaussées bien entretenues divisent en une infinité de compartiments ces

(1) La mer se retire d'autant plus loin, et laisse à marée basse une partie d'autant plus grande de la plage à découvert, qu'elle s'est, à son plein, plus avancée sur cette même plage.

marais dont le fond est propre comme un damier. Debout
sur l'aire, le saulnier ramasse avec sa raclette le sel qui
s'est formé et qui brille au soleil. De distance en distance,
semblables aux tentes d'une petite armée en campagne,
s'élèvent des tas de sel qui laissent exhaler une odeur
suave de violette. Ces chaussées servent quelquefois à la cul-
ture des céréales, qui y poussent vigoureusement. Presque
toutes sont couvertes de plantes maritimes, d'Armoise et
de Tamaris dont le parfum mêlé à l'air déjà si imprégné
de sel que l'on respire, produit un effet aussi salutaire que
fortifiant sur toute l'économie.

Une charmante promenade que je conseille à tous les
baigneurs, consiste à traverser le bras de mer qui sépare
La Tremblade de Marennes. Du haut du clocher de cette
ville, vieux souvenir de l'art gothique au Xe siècle, que
Vauban lui-même cite comme un chef-d'œuvre, on jouit
d'une vue magnifique. Ce clocher est du même style
et de la même époque que celui de Saint-Eutrope, de
Saintes, mais sa flèche est beaucoup plus élevée. Il doit
même à cette élévation seule de n'avoir pas été abattu par
les Anglais à l'époque où, maîtres de toute cette contrée,
ils détruisirent l'église de Marennes. Le clocher, dont on
aperçoit la flèche de très-loin en mer, ne fut épargné que
parce qu'il constituait un signal utile à leurs vaisseaux
dans ces parages toujours dangereux. Un bateau à vapeur
conduit les voyageurs de la pointe du Chapus à l'île
d'Oléron, île si curieuse à visiter, si intéressante à examiner
sous le rapport géologique et que défend une citadelle
d'un aspect imposant. Le port du Château où l'on débarque,
compris dans l'enceinte même des fortifications, sert de
fossé à une partie des ouvrages de cette citadelle.

Dans cette rapide excursion sur l'Océan on passe devant

le fort du Chapus dont le donjon s'élève sur un roc isolé qui brave la fureur des flots. On voit au loin le fort Boyard, le fort d'Enet, les batteries formidables de l'île d'Aix, et l'on peut ainsi se faire une idée des travaux de défense qui protégent nos côtes.

Ces promenades, dans lesquelles on respirera toujours un air si pur, si vivifiant, exciteront à un haut degré les fonctions digestives des baigneurs. Des repas bien réglés, toujours bien supportés parce que l'assimilation se fait bien sur les bords de l'Océan, répareront leurs forces. D'ailleurs, la fatigue que ces promenades leur occasionneront sera toujours promptement oubliée sous l'influence d'un sommeil bienfaisant et salutaire auquel, sur le bord de la mer, les enfants et les personnes un peu faibles doivent, plus que partout ailleurs, consacrer toutes les heures de la nuit.

CHAPITRE III.

———◆———

Les malades auxquels on prescrit les bains de mer se trouvent quelquefois fort embarrassés, lorsqu'ils arrivent sur le bord de l'Océan. La plupart voient la mer pour la première fois, ne sont nullement familiarisés avec les usages de la côte et ignorent même les précautions qu'il faut y observer dans l'intérêt de leur santé. Là, tout est nouveau pour eux, jusqu'au phénomène du flux et du reflux. Presque tous ont des idées très-peu exactes sur la manière dont ils doivent prendre leurs bains. Ils ne savent, en général, ni le moment de la marée, ni l'heure de la journée auxquels il est convenable de les prendre,

3

ils savent encore moins la durée qu'ils doivent leur donner.

J'ai pensé que quelques conseils clairs et méthodiques ne seraient pas inutiles à ces baigneurs. Si les détails dans lesquels j'ai cru devoir entrer paraissent minutieux, que le lecteur veuille bien se rappeler qu'il n'y a rien d'indifférent pour le médecin quand il s'agit d'un moyen aussi énergique, aussi généralement usité que les bains de mer, dans l'emploi duquel la moindre imprudence peut compromettre un succès qui paraissait assuré, avoir même des conséquences funestes.

Beaucoup de personnes, par exemple, pensent qu'il est indifférent de prendre les bains de mer à la marée basse ou à la marée haute. On a même écrit dans un ouvrage destiné aux gens du monde que : « pourvu qu'il y eût de » l'eau sur la plage, l'heure de la marée ne faisait rien à » l'heure du bain. » (1) C'est une erreur contre laquelle je crois devoir prémunir le baigneur.

En effet, pour que le bain de mer produise sur l'organisme des effets salutaires, il doit être pris d'une manière agréable ; il faut qu'il procure aux baigneurs une sensation de plaisir, un sentiment de bien-être général. Or, le bain pris à la marée basse a toujours quelque chose de triste, quelque chose de désagréable, quelle que soit d'ailleurs la beauté de la plage. L'eau, beaucoup moins chaude, beaucoup moins propre à ce moment, est toujours chargée de matières étrangères qui forment sur ses bords une écume épaisse et jaunâtre. Il faut, en outre, aller chercher la mer très-loin, traverser la plage tout mouillé ou la traverser dans une espèce de voiture ou de cabane humide.

(1) Guide aux Eaux minérales, par C. James. Paris.

Il y a là pour le baigneur, avant et après le bain, une cause de refroidissement toujours nuisible, qui suffit seule pour proscrire entièrement l'usage du bain de mer à la marée basse.

Lorsque la marée monte il n'en est plus de même. En roulant les unes après les autres, sur une plage qui est restée, pendant plusieurs heures, exposée aux rayons d'un soleil brûlant, les vagues absorbent le calorique dont le sable se trouve imprégné peu à peu, lentement, jusqu'à l'instant où, atteignant le niveau de la haute mer, elles restent enfin stationnaires. Il est évident, d'après cela, qu'à la marée haute et sur le bord de la mer, la température de l'eau sera plus élevée qu'elle ne l'était ou qu'elle ne le sera à marée basse, et cela, de toute la quantité de calorique que l'eau aura absorbée sur la plage pendant la durée du flux.

Dans un temps chaud, et sur une plage sablonneuse, cette différence est très-sensible ; le sable, en raison de sa ténuité, cédant sa chaleur beaucoup plus rapidement que ne le font les rochers et les galets. Les expériences de Buchan prouvent que cette différence peut aller quelquefois jusqu'à 5° ou 6° R. (1) Lorsqu'il s'agit d'enfants ou de personnes valétudinaires, c'est une considération qu'il ne faut pas négliger et qui a, au contraire, dans beaucoup de cas, une haute importance thérapeutique.

Le bain de mer, pris à la marée montante, est donc sous le rapport de l'agrément comme sous celui de l'élévation de température de l'eau, préférable de beaucoup au même bain pris à la marée basse.

Une autre raison qui n'est qu'une simple mesure de

(1) Practical Observations concerning sea-bathing.

prudence, m'engage à toujours prescrire le bain pendant la marée montante aux enfants, aux personnes faibles, en un mot à tous les baigneurs inexpérimentés, surtout lorsque la mer est un peu houleuse. Tout le monde sait, en effet, que lorsque la mer monte, elle tend à repousser vers le rivage tout ce qu'elle rencontre. Si donc, les enfants sont renversés par une vague un peu forte, ils seront rejetés sur le sable. En se voyant hors de l'eau, ils riront de leur chute, et ils ne seront pas effrayés comme ils le seraient à marée descendante, en se voyant entraînés par une force irrésistible du côté où la mer a plus de profondeur. Ce jeu les amuse beaucoup, ils recommencent et ils prennent ainsi, en riant et sans avoir peur, d'excellents bains de lames.

Le moment de la pleine mer est également une heure très propice pour le bain. L'eau est chaude, et tranquille lorsque le temps est calme. C'est, en général, le moment que préfèrent la plupart des baigneurs.

Lorsque la mer commence à descendre, elle laisse sur le rivage les herbes et les autres corps étrangers qu'elle avait charriés pendant le flux. L'eau est alors plus limpide, plus propre, et la mer, dit-on, plus agréable. Les vrais baigneurs et les nageurs choisissent ordinairement cet instant pour se baigner.

On voit, d'après cela, que sur le bord de la mer les baigneurs auront tous les jours, pour prendre leur bain, un espace de temps qui sera toujours de même durée, quoiqu'à une heure un peu différente chaque jour, pendant lequel l'eau de l'Océan leur offrira, avec une certitude et une régularité mathématiques, toutes les conditions possibles d'agrément et de convenance.

La manière d'entrer dans la mer ne dépend pas uniquement de la volonté ou du courage plus ou moins grand du baigneur. Elle dépend le plus souvent de la nature de la plage, qui est toujours, comme je l'ai déjà dit, dans un rapport nécessaire avec la constitution géologique de la côte. Sur la plage de La Tremblade, on peut et il faut entrer dans la mer d'une manière qui est à la fois facile et agréable, et parfaitement conforme aux plus saines prescriptions de l'hygiène.

Lorsque le baigneur aura revêtu son costume de bain (1) et mis des chaussures excessivement légères, chaussures du reste dont il peut parfaitement se passer, tant le sable est fin et uni, il se promènera quelques instants sur la plage, afin de mettre la température de son corps en harmonie avec celle de l'air ambiant ; puis il entrera dans la mer en courant, faisant jaillir l'eau sur lui et tout autour de lui. Après avoir fait quelques pas, il fléchira vivement les genoux en portant le tronc en avant, et plongera trois ou quatre fois tout son corps dans l'eau. En même temps il se frottera le devant de la poitrine avec la paume de la main, afin de diminuer le sentiment d'anxiété et d'oppression que tout le monde éprouve à ce moment. Il avancera ensuite hardiment dans la mer.

Si le baigneur sait nager, il entrera également dans l'eau en courant ; puis il s'élancera dans la mer au lieu de s'y plonger à diverses reprises, comme je viens de le dire.

Le baigneur ne doit se promener sur la plage après avoir quitté ses habits que le temps qui lui est strictement nécessaire pour perdre l'excès de calorique qu'a pu lui procurer la marche ou l'exercice, et il aura bien soin de

---

(1) Le costume de bain le plus commode se compose d'un pantalon court et d'une petite blouse serrée à la taille, en étoffe de laine légère, de couleur foncée ; le tout se boutonne par devant.

ne pas attendre à avoir froid pour entrer dans la mer.

En effet, lorsqu'on éprouve déjà une impression do froid avant d'entrer dans l'eau, cette sensation ne peut qu'être augmentée par l'immersion complète du corps; car, quelle que soit la température de l'eau ou celle de l'atmosphère, le bain de mer constitue toujours un bain froid. Il enlève rapidement à la peau, et par suite à tout l'organisme, une quantité énorme de calorique. L'anxiété épigastrique est alors prononcée et dure longtemps. L'énergie vitale du baigneur, déjà affaiblie avant l'entrée de ce dernier dans l'eau, est encore diminuée par le fait même de l'immersion et ne permet plus à la réaction de se produire. La faiblesse, la débilité ne tardent pas à se manifester, et le frisson se fait sentir immédiatement. Le malade est obligé de sortir de l'eau.

Pris de cette manière, les bains de mer, au lieu de fortifier, affaiblissent beaucoup. Le Docteur Currie a parfaitement exposé le danger qu'il y a à agir ainsi. Voici comment il s'exprime : « Rien n'est plus salutaire selon » moi qu'un bain froid pris après un léger exercice, de » bon matin, avant que la transpiration ait dissipé la » chaleur et que la fatigue ait débilité la puissance vitale. » Cela est si vrai que j'ai, pendant plusieurs années, » constamment recommandé à plusieurs personnes de » prendre de l'exercice avant de se mettre dans un » bain froid, pour augmenter l'action du système vascu- » laire, la chaleur, et conserver une force de réaction » dans le saisissement qu'on éprouve en s'immergeant, » ce qui n'arrive pas toujours sans cette précaution. » L'opinion populaire qu'il est plus sain d'entrer dans » l'eau lorsqu'on est très-refroidi, est fondée sur des

» notions fausses et produit quelquefois des suites fâ-
» cheuses. C'est ainsi que des personnes qui ont chaud,
» et qui commencent à suer, pensent souvent qu'il est
» nécessaire d'attendre près du bain qu'elles soient entière-
» ment refroidies ; ensuite en se plongeant dans l'eau elles
» ressentent un frisson qui est alarmant et dangereux.
» Dans de semblables cas, on attribue le malaise qu'on
» éprouve à ce qu'on est entré dans l'eau ayant chaud,
» tandis qu'au contraire, c'est parce qu'on y est entré
» ayant trop froid. » (l)

Un autre médecin qui s'est également occupé de l'action
des bains de mer, Marcard, énonce ainsi le même précepte : « Il faut opposer au bain froid un certain jeu des
» organes et une certaine activité de la circulation. » (2)
Cette observation n'a pas échappé aux médecins alle-
mands, qui étudient l'effet des bains de mer dans des
contrées encore plus froides que les nôtres. Voici ce que
dit à ce sujet le Docteur Pfaff : « Il est très-salutaire que
» les vaisseaux se trouvent dans une agitation modérée
» par de petites promenades, pour que la réaction puisse
» devenir plus forte, et il est nuisible d'entrer au bain
» froid avec la peau refroidie. »

Ces préceptes, émanant tous d'hommes dont l'expérience fait autorité, prouvent combien le conseil que je
donne d'entrer dans l'eau en courant est bon et salutaire
pour les enfants et pour les personnes affaiblies surtout ;
cela provoque et favorise singulièrement la réaction.

Que l'on compare cette manière de faire à celle qui est
usitée dans certains bains de la Manche, dont les plages

---

(1) Medical Report on the effects of water, by James Currie.
(2) De la nature et de l'usage des bains. Paris, an IX, in-8°.

sont couvertes de galets. Porteurs de grosses chaussures qui les gênent en protégeant leurs pieds, les baigneurs vont en trébuchant gagner la mer, dans laquelle ils entrent d'un pas mal assuré, presque refroidis, au risque d'attraper une entorse, au risque même de se blesser si la vague les renverse. Toutes les personnes qui ont fréquenté les bains de mer ont vu des enfants, des êtres valétudinaires qui avaient gagné l'eau comme je viens de le dire, d'autres sortant de voitures froides et humides, debout sur le rivage ou marchant sur des planches mouillées, pâles, tremblants, attendant pour entrer dans l'eau, et l'effroi peint sur la figure, le moment où le guide allait venir les prendre. Puis, comme le tour de chacun arrive régulièrement, quoique lentement, sur les plages fréquentées par la mode, quel que soit d'ailleurs l'état de l'atmosphère, le guide prend enfin ces infortunés baigneurs, les enlève, les plonge brusquement dans l'eau sans que ces malheureuses petites créatures, déjà paralysées par la crainte, puissent exécuter le moindre mouvement, puissent faire le plus petit effort musculaire qui leur permette de réagir un peu contre la sensation de froid si peu agréable qu'on leur procure. Je le demande à tout médecin consciencieux : ces bains de mer peuvent-ils produire un effet aussi salutaire que lorsque les enfants jouent et courent, libres et joyeux, sur un sable très-chaud avant, pendant et après le bain ? La réponse ne saurait être douteuse.

De toutes les manières de se baigner à la mer, la meilleure, sans contredit, est celle qui consiste à nager. Les enfants feront donc très-bien de prendre, en se baignant, des leçons de natation qui n'offrent sur la plage de La Tremblade aucun danger ; rien ne pouvant, à la mer, remplacer les mouvements souples et réguliers qui constituent l'art du nageur.

Les baigneurs qui ne savent pas nager devront se donner pendant leur bain le plus de mouvement possible, afin de diminuer cette propension au refroidissement que l'on éprouve toujours dans la mer, et qui est cause, bien souvent, que le bain ne peut pas avoir la durée qu'on aurait voulu lui donner.

Les enfants se livrent quelquefois dans l'eau à un exercice que je regarde comme très salutaire. Plusieurs d'entre eux se donnent la main et forment un grand rond. Ils se livrent alors à tous les ébats, à toutes les espiègleries que la position et les circonstances leur suggèrent. Chacun d'eux prend un point d'appui sur son voisin, et la petite troupe avance avec hardiesse dans l'eau. Lorsque la mer est houleuse, cette pratique est excellente. La vague passe quelquefois sur tous les baigneurs, qu'elle couvre sans les effrayer; si l'un d'eux est culbuté, son voisin le relève en riant de sa mésaventure, et riant un instant après de la sienne propre.

Lorsque l'Océan est tranquille, la manière dont on présente la surface du corps à l'action de la lame est indifférente, puisque les vagues ne font alors que caresser agréablement le baigneur. Mais dès que la mer est agitée, il n'en est plus de même. Si l'on reçoit la lame en plein dos ou en pleine poitrine, on sera renversé. Il faut alors, quand on voit venir la vague, se placer de côté, écarter un peu les jambes, s'appuyer sur celle qui est en arrière, et présenter obliquement à l'action de la vague le côté opposé du corps. La vague passera par dessus la tête du baigneur ainsi placé, mais elle ne le renversera pas.

Un autre moyen très-bon de recevoir la lame consiste à

sauter presque verticalement et un peu en avant au retour
de chaque vague. Le baigneur est ainsi enlevé par la vague
elle-même, et une partie de son corps seule est soumise à
son action, à l'instant où il passe au milieu de la lame
qui déferle. Cet exercice, très-convenable pour les jeunes
gens, exige de la promptitude dans le coup-d'œil et une
grande précision dans les mouvements, afin de n'exécuter
le saut qu'au moment favorable, sans quoi on perdrait
l'équilibre. Il est donc prudent de ne s'y livrer que lorsqu'on est plusieurs, et en se tenant par la main ; comme
cela, il n'y a aucun danger.

Ce qu'il faut éviter par dessus tout, c'est de se tenir
dans la mer comme le font précisément beaucoup de
baigneurs trop timorés, debout, ayant de l'eau jusqu'à la
ceinture, et le reste du corps à découvert après qu'il a été
mouillé. Lorsque l'on prend un bain de mer, on ne doit
pas oublier que le corps doit être constamment ou presque
constamment dans l'eau.

Il est difficile de fixer d'une manière précise et exacte le
temps pendant lequel on doit rester dans l'eau. Cependant,
on peut dire d'une manière générale que la durée du bain
de mer doit toujours être courte. Cette durée doit varier
selon l'âge et la constitution des malades, selon le degré
de chaleur de l'eau et de l'atmosphère, et aussi selon l'état
de la mer. Le bain doit être d'autant plus court que les
baigneurs sont plus jeunes et plus faibles, la température
de la mer et celle de l'atmosphère moins élevées, et la
mer plus agitée.

Les enfants d'un âge très-tendre et les personnes faibles
doivent rester dans l'eau de une à trois minutes et même
moins. Au-dessus de cet âge et chez les malades qui se
trouvent dans de meilleures conditions de santé, la durée

du bain sera portée de trois à cinq minutes. Les jeunes gens et les personnes peu excitables peuvent rester dans l'eau de cinq à dix minutes. Les baigneurs adultes, d'un tempérament plus fort, peuvent sans inconvénient demeurer dans la mer de dix à vingt minutes, rarement davantage. A mesure que l'usage des bains de mer fortifiera les malades, la durée de chaque bain pourra être graduellement augmentée.

On peut dire d'une manière générale qu'il est prudent pour le baigneur de sortir de la mer quand, après avoir éprouvé dans l'eau un sentiment de bien-être remarquable, il commence à ressentir une sensation de froid assez forte et un frisson prononcé.

Les enfants au-dessous de trois ans, à moins d'exceptions rares et qui seront toujours indiquées par le médecin, ne doivent pas prendre de bains de mer. L'immensité de l'Océan, le bruit des vagues, le sentiment d'oppression épigastrique, tout se réunit pour leur inspirer de l'effroi et rendre dangereuse chez eux une pratique qui leur deviendra si salutaire à un âge un peu plus avancé.

J'ai quelquefois vu des baigneurs entrer dans la mer en portant leur jeune enfant qui criait de toute sa force et qui serrait convulsivement le cou de son père. Malgré ses cris, malgré ses larmes, le père le plongeait dans l'eau en s'y plongeant lui-même. Cette pratique irrationnelle me paraît excessivement dangereuse et capable d'amener de graves accidents. Pour deux ou trois enfants qui retireront peut-être un peu de bien de ces bains, il y en aura un très-grand nombre qui n'en éprouveront que du mal.

Chez ces enfants, les bains de mer peuvent être remplacés avec la plus grande facilité par des bains de sable qui ne les effraieront jamais, qui les amuseront beaucoup et qui leur seront bien plus salutaires.

Lorsque les enfants sont un peu plus grands, il ne faut jamais les plonger dans la mer par surprise et malgré eux. Il faut au contraire les amener à s'y mettre d'eux-mêmes, ce qui est toujours facile. Un moyen bien simple d'habituer les jeunes enfants à la vue et au bruit de l'Océan consiste à se promener avec eux sur la plage lorsque la mer est calme et pendant que la marée monte. On jette dans la mer des objets qui surnagent et qu'ils cherchent à saisir lorsque la vague les amène vers eux. De temps en temps une vague un peu plus forte que les autres mouille leurs pieds, puis leurs jambes. Au bout de quelques instants, le désir d'avoir les objets qui flottent l'emporte sur la peur qu'ils ont de marcher dans l'eau. Bientôt la vue, le bruit des vagues ne les effraient plus, et ils entrent résolument dans la mer.

Le baigneur, en sortant de l'eau, prendra immédiatement un bain de pieds très-chaud, afin de rappeler vers les extrémités inférieures le sang que le bain de mer fait toujours refluer un peu vers la tête, et afin aussi de débarrasser les pieds du sable qui s'y sera attaché. Puis il s'essuiera *très-légèrement* avec du linge non chauffé, et il prendra sa chemise également non chauffée. Cette manière de faire a pour but de laisser adhérer à la peau une partie des principes salins qui entrent dans la composition de l'eau de mer et qui provoquent bientôt sur toute la surface du corps une réaction salutaire.

Aussitôt qu'il aura fini de mettre ses vêtements, le baigneur prendra un peu d'exercice, et il ne tardera pas à éprouver une sensation de chaleur agréable. L'accroissement de la force musculaire, le bien-être général que le baigneur éprouvera, seront une preuve certaine des avantages qu'il retirera des bains froids. Si ce sentiment de chaleur ne se faisait pas sentir, si le baigneur au contraire continuait à avoir froid, ce serait une preuve qu'il est resté trop longtemps dans l'eau. Une tasse de thé ferait immédiatement disparaître ce petit malaise. Sous aucun prétexte, le baigneur ne se mettra au lit en sortant de l'eau ; cette pratique vicieuse lui ferait perdre le bénéfice du bain de mer.

Lorsque la mer finit de monter, lorsqu'elle est pleine, ou lorsqu'elle commence à descendre, l'eau de la plage présente des conditions qui, sous tous les rapports, sont meilleures pour le bain que dans tout autre moment. Le baigneur pourra donc toujours, en modifiant un peu, de temps en temps seulement, l'heure de ses repas, profiter de l'un des moments de la marée que je viens de signaler. Par conséquent, *l'heure du bain devra toujours être réglée sur l'heure de la marée;* mais on ne devra jamais oublier qu'un intervalle de trois heures est nécessaire entre la fin du dernier repas et le moment de l'immersion dans la mer.

Les bains de mer se prennent, en général, dans la journée, dans l'après-midi surtout, lorsque l'heure de la marée le permet. L'eau et l'atmosphère étant plus chaudes alors, la majorité des baigneurs s'en trouvent mieux. Cependant, lorsque la température est élevée, et lorsque l'heure de la marée l'exige, on peut les prendre le matin et même à jeun. Mais, dans ce cas, il faut les prendre peu de temps après être sorti du lit et après avoir fait une petite promenade, mais avant que la faim ne se soit fait sentir; le sentiment de la faim produisant un état de débilité qui augmenterait nécessairement dans l'eau et qui empêcherait la réaction de se produire. Il est inutile d'ajouter que, dans ce cas, les enfants doivent manger dès qu'ils sont sortis du bain et qu'ils ne doivent pas attendre l'heure du déjeûner.

CHAPITRE IV.

———◇———

Les raisons sur lesquelles je me suis appuyé pour démontrer combien il est utile de choisir une plage chaude et sablonneuse, les détails dans lesquels je suis entré sur la topographie de La Tremblade et de ses environs, les conseils minutieux que j'ai donnés sur la manière de prendre les bains de mer, prouvent l'importance que j'attache au régime que suit le baigneur pendant qu'il est sur les bords de l'Océan. L'hygiène du baigneur, en effet, est une question grave qui assure le succès ou l'insuccès des bains de mer; et cependant, grâce à la mobilité d'esprit qui nous caractérise, c'est la question dont on

s'occupe le moins lorsqu'on se décide à recourir à l'emploi
de ce moyen thérapeutique.

Pour beaucoup de personnes, l'immersion du corps
dans la mer à une heure déterminée de la journée, répétée
pendant un certain laps de temps, constitue seule ce que
l'on est convenu d'appeler une saison de bains de mer.
C'est là une manière de voir que le médecin ne peut
adopter. Une saison de bains de mer se compose bien, il
est vrai, d'un certain nombre de bains plus ou moins
fréquents, plus ou moins prolongés, que le malade prend
chaque jour à une heure déterminée ; mais elle se compose
en outre, pour le médecin, du régime que suit le malade
sur le bord de la mer, de l'hygiène qu'il observe pendant
qu'il prend ces mêmes bains. Ainsi compris, les bains de
mer, au lieu d'être une affaire de mode, une affaire de
caprice, se trouveront en harmonie parfaite avec les règles
de l'hygiène et avec les préceptes les plus salutaires de la
santé. Ils constitueront dès lors une médication puissante
dont l'action, prudemment conduite, amènera toujours
d'excellents effets.

A La Tremblade, bien plus facilement que sur beaucoup d'autres plages, le baigneur pourra observer les
règles de l'hygiène la mieux entendue et suivre le régime
le plus convenable à sa santé. J'ai déjà dit combien l'air
de la plage est pur, combien les principes résineux que
laissent exhaler les pins maritimes qui couvrent les dunes
sont salutaires. Exempt des émanations qui se dégagent
toujours des agglomérations d'hommes ou de maisons,
cet air satisfait à toutes les conditions exigées par l'Ecole
de Salerne : « *Sit aer purus, sit lucidus, sit clarus.* »

Les effets remarquables de l'atmosphère maritime chez
les personnes en bonne santé, son action spéciale sur les

organes de la respiration, ne sont pas dus seulement à sa pureté excessive ; ils sont dus aussi à l'excitation que déterminent sur la muqueuse pulmonaire les particules salines suspendues dans cette atmosphère. Le vent qui passe sur l'Océan soulève toujours des gouttelettes d'eau d'une ténuité extrême que l'air tient en suspension. Cet air ainsi imprégné de principes salins produit, dans certains cas, d'excellents résultats sur la muqueuse bronchique. On a depuis longtemps remarqué que les personnes qui passent leur vie à ramasser des coquillages sur la plage sont rarement atteintes de rhumes. Il en est de même des individus qui respirent l'air toujours si imprégné de sel des marais salants.

Si l'atmosphère maritime exerce une action si puissante sur la muqueuse pulmonaire, elle agit d'une manière non moins efficace sur les fonctions digestives. Elle excite et développe l'appétit d'une manière remarquable.

La plupart des baigneurs qui se trouveront si bien de cette double action, retireront un avantage tout aussi grand du climat doux et uniforme de La Tremblade et surtout de l'insolation à laquelle ils seront constamment exposés sur cette plage et sur ce sol essentiellement sablonneux. Les enfants surtout en éprouveront les meilleurs effets. A peine auront-ils été soumis pendant quelques jours à l'action des bains d'air et de soleil sur le bord de la mer, qu'une attitude ferme et assurée remplacera leur démarche languissante ; leur teint se colorera, et leur peau, qui était blafarde et presque transparente, deviendra brune et rosée. En un mot, la santé viendra remplacer la maladie.

L'eau de l'Océan n'a pas une action moins vive, moins spéciale sur l'organisme des malades. Les bons effets des

bains de mer ne sont pas dus uniquement à la déperdition plus ou moins rapide de calorique que le contact de
l'eau fait éprouver au corps du baigneur, et à la réaction
qui en est la conséquence; sans cela tous les bains froids
se ressembleraient. Les effets de ces bains dépendent en
outre de la densité de l'eau de la mer, de la différence qui
existe entre la température du corps et celle de l'eau dans
laquelle il est plongé et aussi de l'action propre, spéciale
que l'eau salée exerce sur la peau.

Toutes les personnes qui ont vécu sur le bord de la mer
savent que la sensation que l'on éprouve, lorsqu'on est
mouillé avec de l'eau de mer, est bien différente de celle
que l'on éprouve lorsque l'on est mouillé avec de l'eau
douce. Dans le premier cas, on se refroidit beaucoup
moins que dans le second. Cela est dû évidemment à la
lenteur avec laquelle s'opère l'évaporation de l'eau marine
saturée de sel, et par suite à la soustraction moins brusque
du calorique naturel; mais cela tient aussi à l'action stimulante des particules salines que l'eau de mer, en s'éva-
porant, dépose sur la peau.

Il y a longtemps que cette observation a été faite, et on
en trouve la preuve dans une relation du capitaine anglais
Bligh, qui fit un trajet de 1,300 lieues sur l'Océan Paci-
fique dans un bateau non ponté. Voici comment s'exprime
ce marin : « Comme je ne voyais aucun espoir de faire
» sécher nos habits, je recommandai à mes hommes de
» passer leurs vêtements à l'eau de mer. Par ce moyen,
» ils se procuraient un degré de chaleur qu'ils ne pouvaient
» obtenir lorsqu'ils étaient mouillés d'eau de pluie, et ils
» furent moins exposés aux rhumes et aux rhumatismes.
» Je recommande la méthode que nous avons suivie, qui
» consiste à tremper les habits dans l'eau de mer, et à les

» tordre lorsqu'ils sont imbibés d'eau de pluie. C'était là
» notre seule ressource, et nous en tirâmes le plus grand
» parti, car cela a plus d'analogie qu'on ne croit avec un
» changement d'habits secs. »

Ecoutons encore le docteur Currie qui a remarqué :
« Que les effets stimulants de l'eau de mer sur les vais-
» seaux de la peau préviennent l'action débilitante du
» froid ; que les personnes qui se sont plongées dans l'eau
» salée conservent plus longtemps le brillant des yeux et
» la rougeur des joues que celles qui se baignent dans l'eau
» douce d'une égale température, et que l'on s'aperçoit
» qu'il y a une plus forte réaction vitale lorsqu'elles en
» sortent. »

Dans la narration que fait le capitaine Ingelfied de la
perte du vaisseau *le Centaure*, qu'il commandait, cet
officier rapporte que les vêtements de ses matelots étant
continuellement mouillés par l'eau salée, la peau de leur
corps fut entamée sur plusieurs points. Or, si l'application
continuelle de l'eau de mer produit un effet assez considé-
rable pour qu'il en résulte une ulcération, on peut en
conclure que l'immersion fréquente du corps dans la mer,
pendant un temps limité, produira une excitation salutaire à la peau.

Afin de ne pas soustraire son corps à l'action bienfaisante de l'air et du soleil de la plage, le baigneur devra
porter continuellement un vêtement très-léger en toile
blanche ou grise, sauf à se couvrir davantage le soir si
cela est nécessaire. Un chapeau de paille garantira sa tête
des rayons du soleil. Les enfants auront des vêtements qui
ne comprimeront nullement leur corps, qui permettront
aux muscles d'agir et qui ne leur imposeront aucune
contrainte. Ils devront également avoir les cheveux

coupés très-court. L'influence que les vêtements exercent sur la santé des enfants est beaucoup plus grande qu'on ne le croit généralement. Bacon a dit, il y a déjà long-temps : « *Vestes nimiæ, sive in lectis, sive portatæ, » corpus solvunt.* » (1).

Lorsqu'un enfant se développe sans être ni gêné ni contraint par un vêtement trop serré, ses muscles, exercés à balancer son corps et à en maintenir l'équilibre, prennent de bonne heure le volume qui leur est nécessaire, et l'habitude d'une action qui les fortifie. Lorsqu'au contraire, un enfant est toujours étayé, toujours serré dans un vêtement qui forme une gaîne raide et inflexible, ces mêmes muscles, dans une inaction contre nature, n'acquièrent ni la force ni le volume qu'ils doivent avoir, et le corps fléchit aussitôt qu'il cesse d'être soutenu. L'enfant est pâle, ses chairs sont flasques, sa peau ne fait pas ses fonctions. Les digestions elles-mêmes se troublent et ne se font plus régulièrement.

Je fus consulté, il y a quelques années, pour une petite fille de cinq ans qui habitait Paris. Elle était pâle, maigre, étiolée. Son estomac ne supportait aucune nourriture et elle avait une diarrhée continuelle. On lui avait prescrit un régime très-sévère, on lui avait ordonné tous les amers, tous les fortifiants possibles. Malheureusement les médicaments n'étaient pas plus supportés que les aliments. Cette enfant excessivement délicate était mise avec un soin recherché. Elle marchait sur la pointe des pieds de peur de salir sa robe qui lui serrait fortement la taille et qui était aussi blanche que sa peau. C'était, en un mot, une charmante poupée. La mère, qui savait

_____

(1) Bacon, *Historia vitæ et mortis.*

qu'on avait porté un prognostic fàcheux sur l'état de son enfant, était désolée. J'examinai la petite fille et ne tardai pas à rassurer la mère. J'insistai pour que l'enfant ne retournàt pas à Paris et pour qu'elle fût confiée à sa grand'mère qui habitait une grande ville, il est vrai, mais qui avait un jardin attenant à sa maison. Je supprimai les amers, les fortifiants, et je prescrivis pour tout traitement des bains alcalins et des frictions aromatiques. Je mis pour condition première et expresse de ce traitement que l'enfant ne serait jamais habillée, qu'elle n'aurait que des vêtements simples, larges et légers qu'elle ne craindrait pas de salir sur le sable du jardin de sa grand'mère, ou sur celui des promenades de la ville où elle devait, selon moi, passer tout son temps dans un exercice presque continuel. Sous l'influence de ce traitement purement hygiénique, la peau de la petite malade qui était mate et transparente prit de la couleur, les muscles acquirent de la force. La diarrhée s'arrêta, les fonctions digestives se rétablirent et au bout de quelques mois, cette enfant si délicate était devenue une petite fille fraîche, forte et très-bien portante.

Les baigneurs, dont les fonctions digestives seront continuellement excitées par l'air vif et salin du bord de la mer, trouveront dans le poisson et dans les coquillages toujours frais, toujours abondants à La Tremblade, une nourriture aussi saine que salutaire; mais ils ne devront faire aucun excès de table.

L'atmosphère maritime et les bains de mer produisant toujours un effet excitant, cette action ne pourra devenir salutaire qu'à la condition formelle que le baigneur réparera ses fatigues. Il devra donc, au commencement de son séjour sur le bord de la mer, consacrer beaucoup de temps au repos et au sommeil et surtout ne jamais veiller, rien ne pouvant remplacer le repos que l'on prend la nuit. Les veilles ruinent promptement les tempéraments les plus robustes. Le visage pâle et blême de ceux qui, selon l'expression vulgaire, font de la nuit le jour et du jour la nuit, prouve que l'on n'enfreint jamais impunément les lois de la nature. L'air frais de la nuit, les ténèbres, le silence, l'exemple de presque tous les êtres vivants indiquent à l'homme le moment où il doit se livrer au repos. Le sommeil est alors plus tranquille, plus profond et repose davantage. Il faut donc habituer les enfants à se coucher de bonne heure, afin de se lever de bonne heure, c'est-à-dire dès qu'ils sont réveillés. C'est une pratique excessivement salutaire et que tout le monde devrait suivre. Rien n'affaiblit, rien n'énerve autant les enfants et les grandes personnes que l'habitude de rester au lit le matin après le réveil. Rien au contraire ne donne de la force comme les promenades matinales, surtout au bord de la mer.

Afin de jouir de tous les avantages que lui offrent l'atmosphère maritime et les conditions topographiques et climatériques de La Tremblade, le baigneur devra mettre en jeu toutes les ressources de l'hygiène. Il devra surtout prendre beaucoup d'exercice et faire de longues promenades à pied. Tous les peuples ont reconnu l'importance et la nécessité de l'exercice. Les anciens habitants de la Grèce, persuadés même que l'âme acquiert une énergie d'autant plus grande que le corps acquiert plus de vigueur, ne s'occupèrent qu'à développer les forces physiques. Aussi la première génération de ce peuple donna des athlètes. A mesure que la civilisation fit des progrès, on s'occupa davantage des facultés intellectuelles, et les

générations suivantes produisirent des grands hommes.
Ce fut dans les exercices du champ de Mars que la jeunesse romaine puisa longtemps la force et la santé, et
tant que le peuple romain ignora le luxe et la mollesse,
il fut invincible. Plutarque ne nous apprend-il pas que
Jules César ne dut qu'aux exercices du corps et aux fatigues de la guerre de devenir, malgré sa constitution
faible et délicate, le guerrier le plus robuste et le héros le
plus intrépide? C'est le cas de rappeler ici cette remarque
de Celse : « L'inaction affaiblit le corps et le travail le
» fortifie; la première amène une vieillesse prématurée et
» le second prolonge l'adolescence. »

S'il était nécessaire de prouver combien la physiologie,
dans ce cas, est d'accord avec les faits, je laisserais parler
un de nos plus grands médecins hygiénistes : « L'exercice,
» dit Michel Lévy, détermine toujours une perte qui est une
» somme de matière transpirée par la peau, de substance
» brûlée par la respiration, de chaleur et d'énervation. Si
» la nourriture est proportionnelle à cette déperdition, il
» en résultera une accélération dans les phénomènes de
» l'assimilation et de la décomposition intersticielle, sans
» atteinte à l'intégrité de masse et de poids. L'exercice,
» combiné avec le régime, deviendra dans ces limites l'un
» des plus sûrs moyens de réfection ou de renouvellement
» des matériaux de l'organisation. Les fonctions des sens
» et du cerveau elles-mêmes sont loin d'exclure l'action
» musculaire; au contraire, un exercice modéré ranime
» la faculté de perception, perfectionne les sensations,
» réveille l'imagination engourdie, rend à la pensée sa
» force et son élan. Ciceron et Pline attribuaient ces
» avantages à une gymnastique rationnelle; les anciens
» philosophes dissertaient en se promenant sous les om-

» brages. Beaucoup d'écrivains conçoivent, élaborent
» leurs ouvrages en marchant. Rousseau dit dans ses
» *Confessions* : « La marche a quelque chose qui anime et
» avive mes idées; je ne puis presque penser quand je
» reste en place. Il faut que mon corps soit en branle
» pour y mettre mon esprit. » [1]

De tous les exercices auxquels il convient le plus de se
livrer sur le bord de l'Océan, la promenade est selon moi
le plus agréable et le plus facile, surtout à La Tremblade.
La plage est tellement unie que l'on peut en suivre les
contours pendant des heures entières, à la marée haute
comme à la marée basse, avec la plus grande sécurité.
Lorsque l'on fera de ces promenades que je regarde
comme très-salutaires et que l'on aura des enfants avec
soi, je ne saurais trop recommander aux parents de les
laisser marcher dans l'eau. Ces courses, dans lesquelles
les enfants ont de l'eau tantôt jusqu'aux chevilles, tantôt
jusqu'aux genoux, les amusent beaucoup et donnent à
leur organisme une force étonnante. Rien d'ailleurs ne les
délasse comme cette immersion partielle des jambes dans
l'eau toujours si chaude du rivage. Ils peuvent continuer
à se promener quoique leurs vêtements soient mouillés
par l'eau de mer, ils ne s'enrhumeront jamais. Au lieu
d'éprouver une sensation de refroidissement, ils ressenti-
ront au contraire sur toutes les parties du corps qui auront
été mouillées, une chaleur très-grande, preuve certaine
de l'excitation salutaire qu'a produite le contact momen-
tané de l'eau salée.

La pêche des coquillages, toujours facile à la marée

---

(1) Traité d'hygiène publique et privée, par Michel Lévy. 2 vol.
in-8°, Paris. Vol. II, p. 427.

descendante, amusera beaucoup les enfants et même les grandes personnes. Ce sera un moyen de passer une partie de la journée sur la plage, les jambes et les bras dans l'eau de mer, et qui secondera puissamment les effets des bains chez les enfants lymphatiques et chez les personnes faibles.

On pourra rendre ces promenades aussi variées qu'instructives en s'occupant de botanique ou de géologie. Les jeunes promeneurs seront toujours assurés de faire une ample moisson pour leurs collections.

Lorsque l'on entreprend de ces promenades avec des enfants, ces derniers doivent toujours avoir dans leurs poches du pain et quelques fruits qu'ils mangeront lorsque la faim se fera sentir. Sans cette précaution, on serait quelquefois fort embarrassé; car sur la côte ou dans les dunes on est souvent fort éloigné de toute habitation.

Il existe à La Tremblade une espèce de voiture que l'on peut utiliser pour faire de longues excursions sur la plage. Ce sont des charrettes traînées par des bœufs et dont les roues larges de plusieurs décimètres ne peuvent pas enfoncer dans le sable. Ces charrettes, qui servent à transporter les huîtres dans les viviers et à faire les charrois sur la plage, passent partout, dans le sable, dans l'eau, dans les dunes. C'est un moyen très-commode pour une famille d'aller faire une partie de plaisir sur un point éloigné de la côte.

Les promenades en mer seront également très-favorables à la santé des baigneurs; je ne puis que les recommander vivement. Le passage suivant du savant hygiéniste que j'ai déjà cité démontre tous les avantages qu'elles offrent : « En raison de la pression atmosphérique, nous » absorbons sur mer par le même nombre d'inspirations,

» une plus grande quantité d'oxygène que sur le haut des
» montagnes, car les quantités d'oxygène inspiré et
» d'acide carbonique exhalé par les poumons varient
» suivant la pression barométrique. Riche de lumière,
» ventilé presque incessamment par les brises, pur de toute
» espèce d'émanations délétères, moins chaud en été,
» moins froid en hiver, l'air maritime doit peut-être à
» l'humidité saline qui imprègne ses couches inférieures,
» des propriétés particulières, jusqu'à présent mal appré-
» ciées ; il est certain qu'il agit favorablement sur les
» constitutions molles et lymphatiques. » (1)

Autant est salutaire pour le baigneur l'exercice qu'il
prend en plein air pendant le jour, autant est peu salutaire pour sa santé l'exercice de la danse, lorsqu'il s'y
livre le soir ou la nuit, dans des salons où se presse une
foule nombreuse. De tous les amusements que l'on trouve
sur le bord de la mer, la danse est le plus recherché et
malheureusement le plus dangereux. La fatigue qu'occa-
sionnent chez beaucoup de personnes les bains de mer,
l'excitation de la peau que le contact de l'eau salée produit chez elles, rendent très-nuisibles à leur santé les
déperditions que l'organisme éprouve par la sueur, par les
veilles, par la respiration d'un air imprégné de matières
animales, vicié par la combustion des lumières. Beaucoup
de baigneuses sont, en outre, fâcheusement impression-
nées en sortant de ces lieux de réunions par l'air vif de la
plage ; bien des rhumes contractés aux bains de mer et qui
ont souvent de tristes conséquences, ne reconnaissent pas
d'autre cause.

Mon intention n'est pas de m'ériger ici en moraliste

(1) Michel Lévy, ouv. cité, vol. 1, p. 447.

austère, ennemi des plaisirs que goûte la jeunesse : ce rôle ne conviendrait ni à mes goûts, ni à mon caractère. Je ne condamne ni les distractions que l'on prend sur le bord de la mer lorsqu'on jouit d'une bonne santé, ni la danse, qui me paraît au contraire un exercice salutaire pour les jeunes gens, propre à développer leurs forces et à équilibrer leurs mouvements. Mais les conditions hygiéniques que trouvent les baigneurs au milieu des bals qui se donnent dans les établissements de bains, sont trop en opposition avec les préceptes que j'ai formulés sur l'hygiène du baigneur, pour que je n'interdise pas ces réunions aux personnes qui vont prendre les bains de mer pour leur santé, et qui sont les seules, je le répète, auxquelles je destine ces lignes.

CHAPITRE V.

—◇—

Les personnes qui font usage des bains de mer prennent ordinairement ces bains pour leur agrément, pour entretenir et fortifier leur santé, ou pour guérir certaines maladies.

Les baigneurs qui se rendent sur le bord de l'Océan uniquement pour changer d'occupations et d'habitudes, ou simplement pour y passer une partie de la belle saison, n'ont pas besoin de conseils. Pourvu qu'ils ne fassent pas d'imprudences, ils se trouveront toujours très bien des bains qu'ils prendront.

Les personnes qui ne voient dans les bains de mer qu'un moyen hygiénique, utile et agréable tout à la fois, n'ont, pour en éprouver les heureux résultats, qu'à se conformer aux règles que j'ai données dans le chapitre précédent.

Il est loin d'en être ainsi pour les personnes valétudinaires et convalescentes, ou pour les personnes atteintes d'affections graves. L'usage des bains de mer n'est pas aussi indifférent pour elles que pourrait l'être l'usage des bains d'eau douce. Quelques unes d'entre elles, au commencement de leur séjour sur le bord de l'Océan, ne doivent prendre que des bains d'eau de mer chauffée, doivent même se contenter, pendant quelques jours, de prendre des bains d'air maritime, en se promenant sur la plage. Les malades n'oublieront jamais les sages paroles du Dr Sir Clarke : « Dans un pays, dit-il, où les bains de » mer sont employés indistinctement et sans prendre » conseil, il est nécessaire de faire connaître au public la » série des conséquences graves qui proviennent naturel- » lement de cette pratique inconsidérée et imprudente » (1).

Si les malades veulent retirer un bénéfice réel de l'usage des bains de mer, ils doivent avoir recours aux conseils d'un médecin qui saura varier l'emploi de ces bains suivant leur constitution, suivant la nature des affections dont ils seront atteints, et qui en modifiera surtout l'usage suivant les effets produits. C'est à cette condition seulement, que les personnes valétudinaires ou débilitées par de longues souffrances, trouveront sur le bord de la mer un soulagement assuré à leurs maux.

On peut poser en principe que les bains de mer cons-

(1) An Essay on warm, cold and vapour bathing, with practical Observations on sea-bathing. London, 1828.

tituent une médication beaucoup plus convenable aux enfants et aux jeunes gens qu'aux personnes d'un âge avancé et dire, d'une manière générale, qu'ils sont indiqués dans tous les cas où l'économie tout entière, ou quelques organes seulement ont besoin d'être tonifiés. Il résulte évidemment de là que les bains de mer sont un agent thérapeutique bien plus applicable au traitement des maladies chroniques qu'au traitement des maladies aiguës.

Le peu d'étendue que doit avoir cette notice ne me permet pas d'énumérer tous les cas pathologiques dans lesquels les bains de mer conviennent. Tous les médecins, d'ailleurs, savent parfaitement, soit par leur expérience personnelle, soit par les travaux qui ont été publiés depuis quelques années, quels sont les malades qui en retireront des avantages. Je veux seulement signaler les cas dans lesquels les bains de mer, pris sur une plage chaude et sablonneuse comme celle de La Tremblade, et au milieu d'excellentes conditions hygiéniques et climatériques, produiront un effet beaucoup plus sûr, beaucoup plus prompt, que lorsque ces bains seront pris sur une plage moins heureusement située.

C'est surtout aux enfants qui ont la peau fine et délicate, les cheveux blonds, qui sont pâles, décolorés, étiolés par le séjour des grandes villes, et qui demandent, comme de jeunes plantes, de l'air et de la lumière pour se développer, que ces bains conviennent parfaitement. Il est impossible, quand on ne l'a pas observé par soi-même, de se figurer l'influence salutaire que l'atmosphère maritime et les bains de mer exercent sur ces petits êtres aux yeux caves et cernés, tristes, sans appétit, sans forces, à la démarche vacillante. Après deux ou trois mois de séjour sur le bord de l'Océan, ils ont le teint coloré, l'appétit ouvert, leurs forces musculaires sont doublées ; ils sont gais et jouissent de cette animation qui caractérise les enfants d'une forte constitution.

Si les enfants lymphatiques se trouvent si bien de l'emploi des bains de mer, les enfants scrofuleux en retireront des avantages tout aussi grands. L'affection scrofuleuse, ce fléau de l'enfance dans les classes pauvres comme dans les classes élevées de la société, cette maladie cruelle qui donne naissance à une foule d'affections organiques et qui se termine si souvent par la phthisie tuberculeuse, est souvent due aux mauvaises conditions hygiéniques dans lesquelles les enfants sont élevés. Mais bien souvent aussi, dans les familles riches, cette maladie n'est que la traduction d'un état morbide d'une autre nature, dont le père a légué le triste héritage à ses enfants. Que cette affection soit organique, primitive ou héréditaire chez les enfants, on obtient toujours des bains de mer une amélioration sensible, souvent même une cure radicale. Mais pour cela il faut que ces enfants se trouvent dans un climat relativement chaud, et qu'ils puissent séjourner longtemps sur le bord de la mer.

Ecoutons ce que dit à ce sujet le savant inspecteur des bains de Dieppe, qui a si bien étudié les effets des bains de mer chez les enfants : « Pendant les jours caniculaires, » l'eau de la mer parvient à son plus haut degré de tem- » pérature. Cette condition rend alors les bains *éminem-* » *ment convenables aux enfants et aux personnes très-* » *débilitées,* qui n'ont à opposer qu'une faible somme de » résistance vitale aux effets physiologiques des bains de » mer, surtout à la soustraction du calorique cutané. » Plusieurs des enfants affectés de scrofules ou de rachi-

» tisme ont passé à Dieppe, *avec des avantages incontes-*
» *tables, l'hiver et le printemps* qui ont suivi les bains
» de mer; car ils ont évité les récidives, si fréquentes chez
» eux quand ils retournent hiverner dans les grandes
» cités. » (1)

Les observations faites à Dieppe par M. le docteur
Gaudet ont reçu depuis quelque temps une consécration
officielle. L'administration de l'Assistance publique, qui
porte un si grand intérêt à l'enfance souffrante, a créé
depuis peu, à Berck, département du Pas-de-Calais, un
hôpital de cent lits, afin de faire prendre des bains de
mer aux enfants scrofuleux, et afin aussi de leur faire
passer le plus de temps possible sur le bord de la mer.
Les résultats obtenus sont déjà très-satisfaisants. Voici
comment s'exprime dans une lettre qu'il m'a fait l'honneur de m'écrire à ce sujet, M. Blondel inspecteur de
l'Assistance publique, dont le zèle et la science sont si
vivement appréciés du corps médical : « L'hôpital de
» Berck est situé sur le bord de la mer, sur une belle
» plage. On y envoie les enfants de nos hôpitaux de
» Paris qui paraissent dans de bonnes conditions pour
» profiter de ce mode de traitement ; ils y passent l'été et
» l'hiver, prennent beaucoup de bains, ont une bonne
» nourriture, font autant d'exercice que possible et
» jusqu'à présent tout fait espérer que le résultat sera des
» plus satisfaisants. Une visite récente de médecins de
» Paris a constaté des améliorations qui ont dépassé toute
» leur attente. Le traitement médical, en dehors des bains
» de mer, se réduit à très-peu de chose. »

(1) Recherches sur les effets hygiéniques et thérapeutiques des
bains de mer, par Gaudet. In-8º. Paris, 1844, pag. 44-101.

Si l'administration de l'Assistance publique obtient d'aussi bons résultats du séjour prolongé de ces enfants sur cette plage située au nord de la France, et dans un département qui, d'après M. le docteur Boudin, est presque celui qui compte le plus de phthisiques (1), n'est-on pas en droit de dire que les résultats obtenus eussent été bien plus satisfaisants encore, si les circonstances avaient permis à l'administration de fonder l'établissement de Berck sur une plage semblable, pour les conditions climatériques, à celle de La Tremblade?

Il résulte évidemment de ces faits que les enfants lymphatiques et les enfants scrofuleux se trouvent parfaitement bien d'un séjour prolongé sur le bord de la mer. C'est un exemple qui ne doit être perdu ni pour le médecin ni pour les familles riches.

Les enfants qui auront des affections de nature scrofuleuse partielles, telles que des ankyloses incomplètes, des engorgements locaux, se trouveront également bien de l'action locale de l'eau de la mer et surtout de l'usage des bains de sable, qui sont si efficaces, si faciles à prendre dans les dunes de La Tremblade, et que M. Gaudet regrette beaucoup de ne pouvoir utiliser à Dieppe. « Ce » genre de bains, dit-il, ne peut être pratiqué *sur les* » *côtes de la Normandie, à cause du peu d'élévation de* » *la température atmosphérique.* Il serait possible cependant, nous en sommes persuadé, de tirer un parti fort » utile du sable de mer chauffé artificiellement. Nous avons » eu l'occasion d'observer les bons effets de ce moyen » thérapeutique. Cette application du sable marin ne

---

(1) Traité de géographie et de statistique médicales, par Boudin. 2 vol. in-8°, Paris, 1857. Vol. II, p. 660.

» pourrait-elle pas devenir utile dans les engorgements
» scrofuleux non ulcérés des articulations? » (1) Ce que
j'ai dit, page 26, de la nature et de la grande chaleur du
sable des dunes prouve tout le parti que l'on peut en tirer
pour remplir les indications que formule avec tant de
sagacité le docteur Gaudet.

A Biarritz, le docteur Affre a observé « que le bain de
» sable marin est efficace dans certaines affections qui
» ont résisté à l'action des bains de mer froids et chauds,
» et qu'ils contribuent puissamment à la guérison de
» certains engorgements scrofuleux, d'arthrites chroni-
» ques, rebelles aux moyens thérapeutiques ordinaire-
» ment employés. » (2)

Les bains de mer et les bains de sable seront également
d'un très-grand secours contre la faiblesse et les douleurs
qui sont le résultat et la suite d'entorses, de luxations ou
de fractures.

Les enfants qui ne sont ni lymphatiques ni scrofuleux,
mais qui sont fatigués par une croissance trop rapide, les
malades convalescents d'affections aiguës, longues et
douloureuses, qui ont porté une grave atteinte aux forces
radicales de l'organisme, éprouveront un bien-être inoui
des bains de mer et de leur séjour sur le bord de l'Océan,
pourvu que la plage soit chaude. Ce passage d'un état de
faiblesse et de langueur effrayantes à un état de force
très-grande se fait souvent avec tant de rapidité qu'il est
quelquefois difficile de reconnaître les personnes qui sont
venues peu de semaines auparavant, maigres et convalescentes, chercher la santé sur les côtes.

(1) Gaudet, ouvrage cité, pag. 39.
(2) Notice médicale sur les bains de mer de Biarritz. 1836, p. 41.

Les jeunes gens et les jeunes filles arrivés à l'âge de la puberté, dont le développement se fera difficilement ou dont la constitution aura été affaiblie par une autre cause, retireront de grands bénéfices des bains de mer.

Les femmes épuisées par de nombreuses parturitions, ou qui ont nourri trop longtemps, se trouveront également bien de leur emploi.

Les bains de mer produisent également d'heureux effets dans une foule d'affections du système nerveux, lorsque ces affections ne sont pas liées à une altération organique de l'encéphale.

Dans certaines maladies de l'estomac, dans certaines affections des intestins ou des viscères de l'abdomen, les bains de mer donnent encore d'heureux résultats.

J'ai déjà dit combien l'air salin du bord de la mer, imprégné des principes résineux du pin maritime, était salutaire dans certaines toux, dans certaines affections des bronches. Les bains de mer conviennent également dans ces cas et guérissent parfaitement la toux qui accompagne souvent la croissance chez les enfants; mais ils sont toujours dangereux et excessivement nuisibles dans la phthisie pulmonaire.

Sans aborder ici une question autour de laquelle il s'est fait beaucoup de bruit depuis quelque temps dans le monde médical, l'influence de l'atmosphère maritime sur la marche et le développement de la phthisie pulmonaire, je dirai que pour moi, et sur les côtes de France, l'atmosphère maritime et les bains de mer doivent être sévèrement défendus aux phthisiques.

Lorsque les malades n'auront qu'une prédisposition à la phthisie pulmonaire, prédisposition due à l'hérédité ou à quelque disposition organique, l'action de l'air de la mer, chargé des principes résineux du pin maritime, secondé par l'influence d'un climat doux et uniforme, aidé de toutes les ressources de l'hygiène, produira, sans aucun doute, un effet salutaire. Cette action fortifiera l'économie tout entière, empêchera la prédisposition tuberculeuse, modifiera même cette prédisposition en la forçant à s'arrêter. C'est dans ce cas seulement que l'atmosphère maritime peut exercer une heureuse influence sur la phthisie pulmonaire. Dans tout autre cas elle est nuisible.

L'opinion que j'émets ici est peut-être en désaccord avec les idées professées dans beaucoup de mémoires, dans beaucoup d'opuscules qui ont paru depuis quelque temps, mais je suis heureux, sur une question si importante, de me trouver entièrement d'accord avec le Dr Boudin, le savant auteur du *Traité de Géographie et de Statistique médicales*, qui termine ainsi l'examen consciencieux de tous les travaux qui ont été publiés à ce sujet : « Si » l'action *curative* de l'atmosphère maritime, dans la » phthisie pulmonaire, reste à étudier, son action *préven-* » *tive* est aujourd'hui incontestable » (1).

(1) Boudin, ouv. cité, vol. II, p. 655.

CONCLUSION.

—·◦·—

Les bains de mer sont des bains froids, mais des bains
froids d'eau salée; c'est à cette double qualité qu'ils
doivent leurs propriétés curatives. Par la réaction qu'ils
déterminent, ils donnent à la peau et à l'organisme un
ton remarquable, c'est-à-dire qu'ils donnent à la peau et
à tous les organes la possibilité de remplir leurs fonctions
physiologiques et de résister, par suite, à l'influence des
stimulants extérieurs. La réaction est donc la partie essentielle des bains de mer. Elle se fait d'autant mieux, en
général, que les circonstances hygiéniques dans lesquelles
se trouve le baigneur favorisent davantage son développement.

Situés dans un climat tempéré, les bains de La Tremblade se trouvent sur l'Océan et sont éloignés de tout
cours d'eau douce. La plage est relativement plus chaude
que les contrées environnantes à cause de la composition

géologique du sol du littoral. Sous le rapport de l'hygiène comme sous le rapport du degré de salure de l'eau, ces bains sont donc de beaucoup supérieurs aux bains de la Manche, près desquels viennent se déverser de grands fleuves et de nombreuses rivières. Le Croisic, Pornic, Saint-Nazaire ont pour eux leurs plages plus ou moins sablonneuses et les vagues de l'Océan ; mais ces établissements, Saint-Nazaire surtout, sont situés beaucoup trop près de l'embouchure de la Loire. Comme à Royan, comme au Hàvre, comme à Trouville, l'eau salée y est mêlée de beaucoup d'eau douce. Les Sables-d'Olonne ont une plage admirable, mais le sable sur lequel elle se trouve est loin d'être aussi chaud que celui qui forme la plage et les dunes de La Tremblade. Les environs des Sables-d'Olonne, d'ailleurs, n'offrent pas au baigneur malade les conditions hygiéniques exceptionnelles que lui offrent les dunes plantées de pins de la côte d'Arvert.

La proximité de Paris a été, pour les plages de la Manche, la seule raison déterminante de leur vogue et de leur succès. Aujourd'hui que les chemins de fer ont fait disparaître les distances, il n'en saurait plus être ainsi. Les baigneurs doivent consulter avant tout l'intérêt de leur santé. Ils n'iront plus aux bains de mer comme ils le faisaient autrefois, seulement pour s'y amuser, mais bien pour y guérir.

Les bains de mer ont à mes yeux une action tellement sûre, tellement efficace, qu'ils devraient être d'un usage beaucoup plus général, et devenir même le complément nécessaire de l'éducation physique de tous les enfants qui habitent les grandes villes. Mais c'est vers l'Océan, c'est vers les côtes de l'Ouest que tous les baigneurs doivent aller aujourd'hui. Ils trouveront là des bains bien plus agréables, bien plus fortifiants que sur les plages de la Manche, presque toujours froides et humides, souvent même exposées au nord. Peut-être y auront-ils moins de plaisirs, moins de distractions mondaines, mais sur ces côtes si belles de l'Océan, à Biarritz ou à La Tremblade qui est beaucoup moins éloignée, et qui deviendra un jour, je n'en doute pas, le Biarritz du centre de la France, ils seront assurés de rencontrer des modificateurs hygiéniques qu'ils ne peuvent pas trouver ailleurs, et qui seconderont puissamment chez eux l'action salutaire des bains de mer.

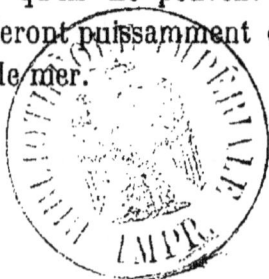

TABLE.

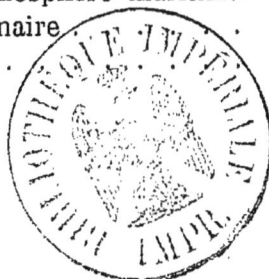

NOGENT-LE-ROTROU, IMPRIMERIE DE GOUVERNEUR.

www.ingramcontent.com/pod-product-compliance
Lightning Source LLC
Chambersburg PA
CBHW070405201125
35719CB00038B/2457